SUR LA PREMIÈRE MENSTRUATION

DANS LA POPULATION OUVRIÈRE DE NANCY

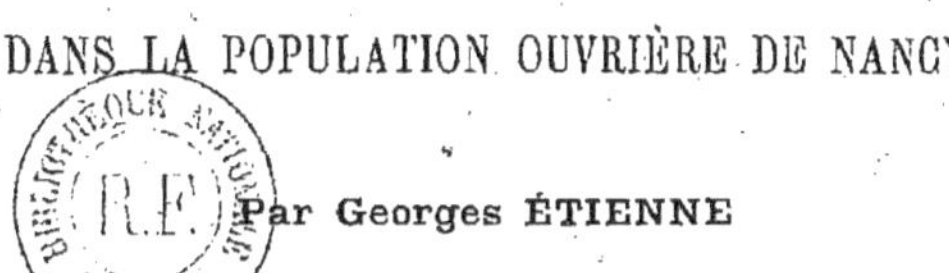

Par Georges ÉTIENNE

INTERNE DES HOPITAUX

On a établi pour beaucoup de pays et de villes (Paris, Rouen, Reims, Strasbourg, etc...) le moment de l'apparition des premières règles chez les jeunes filles, comme on peut le voir par les tableaux de Courty dans son *Traité des maladies de l'Utérus*. Ce travail n'a pas été fait, au moins à notre connaissance, pour Nancy et ses environs. Nous avons pensé qu'il y aurait intérêt à consulter les nombreux documents réunis dans les archives de la Maternité, en y joignant nos propres recherches faites pendant notre année d'internat à la Clinique obstétricale.

On sait que les principales conditions qui font varier l'époque de l'instauration de ce phénomène sont :

1° La *race* ; c'est ce qui a été observé dans des pays où plusieurs races sont mélangées : les Indiennes sont plus précocement menstruées que les Anglaises nées aux Indes ; en Hongrie, les femmes magyares et juives le sont plus tôt que celles de race germaine ou slave.

2° Le *pays*, le *climat* et la *latitude* : les femmes sont d'autant plus précoces à ce point de vue qu'on se rapproche plus de l'équateur. Nous en avons eu dernièrement un exemple dans le service : une jeune mulâtresse, amenée dans son enfance de Rio-de-Janeiro en France, n'a été réglée qu'à quatorze ans, alors, nous disait-elle, que dans son pays toutes les jeunes filles le sont pour douze ans.

On a voulu établir que dans les pays chauds la première période cataméniale apparaît de onze à quinze ans ; de douze à dix-huit ans dans les pays tempérés ; de treize à vingt et un ans dans les pays froids.

3° Le *milieu :* les populations urbaines sont plus tôt menstruées que les populations de la campagne ; dans la classe ouvrière on l'est plus tôt que dans les autres classes de la société. On s'imagine facilement que les entraînements de la grande ville, la promiscuité des sexes dans l'atelier et la fabrique, etc..., développent de meilleure heure ce que Raciborski a appelé le « sens génital ».

4° L'*hérédité.* Il est incontestable que dans certaines familles les jeunes filles sont formées plus tôt que dans d'autres.

Voyons ce que sont ces conditions à la Maternité de Nancy.

Au point de vue de la race, nous n'avons affaire qu'à deux éléments : les Lorraines et les Alsaciennes. Ces deux éléments sont mêlés d'une façon si intime qu'on comprend la difficulté de les séparer, la race respective des ascendants n'ayant pas été notée dans les observations. Les éléments alsaciens établis ici le sont, du reste, d'une façon bien fixe, et il n'y a pas inconvénient à les faire entrer directement dans l'ensemble de la population du pays.

L'élément israélite est représenté d'une façon à peu près nulle à la Maternité ; sur 180 femmes qui y ont passé du mois de novembre au mois de juin, il n'y avait qu'une seule juive.

Quant au milieu, on peut dire que la clientèle du service se recrute à peu près exclusivement dans la population ouvrière de la ville ou des environs.

Quelques femmes des pays de culture voisins viennent aussi y faire leurs couches.

Enfin, pour l'hérédité, on conçoit que cet élément nous échappe à peu près complètement ; on l'observerait plus facilement dans la clientèle privée. Nous avons cependant relevé le cas de deux sœurs dont l'une avait été réglée seulement à vingt et un ans, l'autre à vingt-deux ans.

Ces faits posés, voici comment nous avons établi notre tableau, et ses bases.

Nous avons trouvé l'apparition de la première période cataméniale indiquée 2 482 fois. C'est un chiffre suffisant, pensons-nous, pour donner un résultat sérieux et annuler l'effet des séries, écueil fréquent de ce genre de statistique. C'est ce que démontre, du reste, le tableau que nous avons dressé.

— 3 —

Ces 2482 observations sont réparties en treize années, inclusivement depuis 1879 jusqu'en 1891, année encore incomplète. Nous avons pensé qu'il était bon de garder cette division, chaque année formant une série dont le résultat contrôle celui des autres, la symétrie de chacune des séries étant une garantie de la véracité de l'ensemble.

Nous avons donc recherché dans chacune de ces années le nombre de femmes réglées à 9, 10, 11, 12..... ans, etc., et nous sommes arrivés au tableau suivant :

ANNÉES.	5 ans ½	6 ans	9 ans	10 ans	11 ans	12 ans	13 ans	14 ans	15 ans	16 ans	17 ans	18 ans	19 ans	20 ans	21 ans	22 ans	23 ans	24 ans	25 ans	Aménorrhée.
1879 .	»	»	»	»	3	8	26	23	27	21	13	12	2	2	1	»	»	»	»	»
1880 .	»	»	»	1	2	13	13	24	34	22	17	8	6	»	»	»	»	»	»	»
1881 .	»	»	»	1	3	19	24	29	38	15	11	7	1	3	»	»	»	»	»	»
1882 .	»	»	1	1	5	18	32	27	26	23	12	13	3	»	1	»	»	1	»	1
1883 .	»	»	»	»	4	13	36	43	36	19	8	15	3	2	»	1	»	»	»	»
1884 .	»	»	1	»	6	11	25	24	22	26	24	12	4	1	1	»	»	»	»	»
1885 .	»	»	»	1	9	26	35	33	37	24	25	21	2	3	1	»	»	»	»	»
1886 .	1	1	»	2	11	23	46	30	37	26	20	23	6	1	1	»	»	»	»	»
1887 .	»	»	1	1	10	20	35	31	30	13	20	23	7	2	1	1	»	1	»	»
1888 .	»	»	»	»	8	16	42	41	52	29	16	15	1	3	1	»	»	»	»	»
1889 .	»	»	2	5	9	28	52	45	43	38	42	20	8	2	»	»	»	»	»	»
1890 .	»	»	1	7	10	16	37	44	34	30	29	11	1	4	»	»	»	»	»	»
1891 .	»	»	»	2	7	23	26	21	15	19	13	12	6	»	»	»	»	»	»	»
Totaux	1	1	6	21	87	234	431	415	426	325	250	192	51	22	8	2	»	2	»	1

En examinant ce tableau, voici les conclusions qu'on en peut tirer :

1° Dans notre pays, en réunissant un très grand nombre de cas se rapportant à l'étude de l'apparition de la première menstruation, on observe un maximum portant d'une façon égale sur la treizième, la quatorzième et la quinzième année de l'existence.

Sur 2482 femmes, il y a respectivement pour chacune de ces années 431, 415, 426 femmes réglées.

2° Le nombre des femmes réglées avant treize ans ou après quinze ans *descend très brusquement*, à 234 femmes menstruées à douze ans, à 325 menstruées à seize ans.

3° Cependant, le summum trouvé pour le premier molimen menstruel étant à treize, quatorze et quinze ans, la chute du nombre des femmes réglées *après* ce summum est un peu moins brusquement accentuée que la chute du nombre des femmes réglées *avant* ce summum.

En effet, tandis qu'avant treize ans, avec ses 431 femmes, nous tombons immédiatement à 234 femmes réglées à douze ans et à 87 réglées à onze ans, après quinze ans nous observons encore 325 femmes menstruées pour la première fois à seize ans, 250 à dix-sept ans, 192 à dix-huit ans, de sorte que, sur la courbe qui suit, on peut voir que la dix-huitième année est encore presque sur la même ligne des abscisses que la douzième.

4° Avant dix ans (avec 21 femmes), et passé vingt ans (avec 22 femmes), l'apparition de la première menstruation constitue un phénomène rare : 0.84 p. 100 ou 1 fois pour 119 femmes. Sur 2 482 cas, les deux âges extrêmes pour l'apparition de la première période cataméniale ont été *cinq ans et demi* (1 fois) et *vingt-quatre ans* (2 fois).

Enfin, nous avons relevé un cas de grossesse chez une femme qui n'avait jamais eu ses règles. Ce genre de fait est connu, mais il est rare et mérite d'être spécialement indiqué. Nous n'avons pas trouvé de cas de ces phénomènes que Raciborski désigne sous le nom de « monstruosités emméniques », phénomènes consistant dans l'établissement des menstruations dès les premières années, et même dès les premiers mois de l'existence.

5° D'après les résultats fournis par ce tableau, on peut, suivant l'âge auquel elle apparaît chez les jeunes filles de la classe ouvrière de Nancy, diviser les époques de la première menstruation en *trois catégories :*

A) MENSTRUATIONS NORMALES : maximum très nettement accusé à treize, quatorze et quinze ans ; nous trouvons ensuite seize, dix-sept et douze ans.

B) MENSTRUATIONS PRÉCOCES : de cinq ans et demi à onze ans inclusivement.

C) MENSTRUATIONS RETARDÉES : de dix-huit ans à vingt-quatre ans, inclusivement.

6° On observe une symétrie remarquable entre le résultat fourni, d'une part, par le résultat général et, d'autre part, par le résultat pris en particulier de chacune des années constituant nos treize séries.

Dans chacune de celles-ci, on voit, comme nous l'avons déjà dit pour le résultat général, que les trois chiffres maxima sont atteints à treize, quatorze et quinze ans, avec une chute plus ou moins accentuée en deçà et au delà. En 1880 seulement, le nombre des premières règles à treize ans est inférieur à celui de seize et dix-sept ans.

On remarquera aussi que le nombre des premières menstruations à dix-huit ans a parfois dépassé celui de dix-sept ans.

Ces divers résultats que nous avons obtenus sont bien mis en évidence par la courbe ci-jointe, dressée à l'aide des données du tableau précédent.

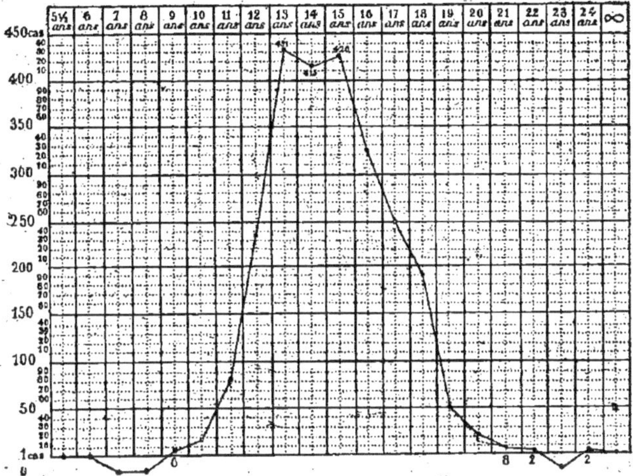

L'âge des femmes correspond aux lignes verticales des ordonnées, tandis que nous plaçons sur les lignes horizontales des abscisses le nombre des femmes ayant vu apparaître leur première menstruation à l'âge correspondant.

Chaque grand carré comprend cinquante femmes ; chaque petit carré, dix femmes.

Enfin, quand un chiffre important n'a pu être indiqué par le graphique, il est noté à côté.

Ajoutons enfin que, dans cette classe ouvrière qui nous occupe en ce moment, la première épistaxis menstruelle s'établit facilement dans la très grande majorité des cas ; nous nous sommes enquis de ce détail dans toutes les observations que nous avons prises à la Maternité et presque jamais nous n'avons trouvé de malaises ou de troubles prémonitoires.

NANCY, IMPRIMERIE BERGER-LEVRAULT ET Cie.

268